Docteur SAULNERET

Travail du Laboratoire de Thérapeutique

La

Cryoscopie des Urines

dans quelques cas de Syphilis

Application de la Méthode de Claude et Balthazard

LYON. — IMP. A. REY

LA
CRYOSCOPIE DES URINES

DANS QUELQUES CAS DE SYPHILIS

Application de la méthode de Claude et Balthazard

LA
CRYOSCOPIE DES URINES
DANS QUELQUES CAS DE SYPHILIS

APPLICATION DE LA MÉTHODE DE CLAUDE ET BALTHAZARD

PAR

Le Dʳ Auguste SAULNERET

LYON

A. REY & Cⁱᵉ, IMPRIMEURS-ÉDITEURS DE L'UNIVERSITÉ
4, RUE GENTIL, 4

1903

A MON ONCLE, Monsieur BACHOD

Professeur honoraire de l'Université,
Chevalier de la Légion d'honneur.

*Je dédie ce modeste travail, hommage
de ma sincère affection et de ma bien
vive reconnaissance pour son généreux
dévouement et tous les bienfaits dont
il m'a comblé.*

A mon Président de Thèse

Monsieur le Professeur H. SOULIER

Professeur de Thérapeutique,
Membre correspondant de l'Académie de Médecine.

L'idée première de ce travail revient à M. le Dr Morel : il nous a facilité notre tâche par ses précieux conseils et nous a toujours témoigné beaucoup d'affabilité ; c'est à lui que s'adresseront nos premiers remerciements.

Nous assurons de notre vive gratitude M. le professeur Soulier qui nous a fait le grand honneur d'accepter la présidence de notre thèse ; nous garderons un souvenir ému de la bonté avec laquelle nous a accueilli ce maître vénéré.

Nous associons dans un même hommage de reconnaissance deux de nos maîtres qui nous ont rendu des services dont nous sentons tout le prix. Comme malade, comme étudiant, nous avons souvent fait appel à leur bienveillance et à leur bonté. Nous sommes heureux d'adresser publiquement à MM. Tripier et Gangolphe l'expression de notre respectueuse gratitude.

M. le médecin Inspecteur Annequin, ancien sous-Directeur de l'Ecole, nous a soigné avec un dévouement tout paternel pendant un séjour à l'hôpital Desgenettes. Nous le prions de croire à notre respect et à notre bien vive reconnaissance.

Merci du fond du cœur à trois de nos amis, les Drs Gaïsset, Lafoscade et Martin, dont l'affection nous a été particulièrement précieuse pendant nos trois années d'Ecole.

LA

CRYOSCOPIE DES URINES

DANS QUELQUES CAS DE SYPHILIS

Application de la méthode de Claude et Balthazard

CHAPITRE PREMIER

LA CRYOSCOPIE DES URINES ET LA MÉTHODE DE CLAUDE BALTHAZARD

M. Raoult, l'inventeur de la cryoscopie, a défini ainsi cette méthode : « C'est l'étude des corps dissous fondée sur l'observation du point de congélation de leurs dissolutions. »

L'eau distillée se congèle à o°, si l'on ajoute à cette eau un corps soluble, du sel marin par exemple, la solution se congèle à une température inférieure, et l'abaissement du point de congélation sera d'autant plus grand que la solution sera plus riche. C'est ce qu'exprime la loi suivante, appelée loi de Blagden : « L'abaissement du point de congélation d'une solution est proportionnelle à sa concentration moléculaire. » Ce point de congélation est désigné par la lettre Δ. La détermination de Δ peut donc renseigner sur le nombre de particules existant dans la solution, mais elle ne donne pas d'autre renseignement. La valeur Δ est indépendante de la nature de la molécule, et par suite de son poids. Ainsi une molécule d'urée pesant 6o déterminera le même abaissement du point de congélation qu'une molécule d'albumine qui pèse cent fois plus.

En médecine, où l'on a affaire à des solutions complexes, la loi de Blagden conserve-t-elle toute sa valeur? Raoult a formulé la loi suivante qui répond à cette objection : « Lorsque plusieurs substances différentes sont contenues à la fois dans la même solution, l'abaissement du point de congélation de la solution commune égale la somme des abaissements des points de congélation qu'aurait amenés chaque substance dissoute seule. »

Ces lois ne sont pas rigoureusement exactes ; elles souffrent quelques exceptions. Mais les causes d'erreur qui en résultent sont minimes, elles sont tout à fait négligeables en clinique où l'on peut se contenter d'approximations. Appliquons ces lois à cette solution complexe qu'est l'urine.

La valeur Δ d'une solution est proportionnelle, nous l'avons vu, au nombre de molécules dissoutes. Claude et Balthazard admettent conventionnellement que le chiffre Δ évalué en centièmes de degré représente le nombre de molécules solides dissoutes dans l'unité de volume de l'urine, le centimètre cube étant pris pour unité de volume. En multipliant Δ par V le volume de l'urine émise en vingt-quatre heures évalué en centimètres cubes, ils obtiennent le nombre de molécules éliminées en vingt-quatre heures par l'individu étudié. En divisant ce nombre par le poids P évalué en kilogrammes, ils obtiennent la valeur $\dfrac{V\Delta}{P}$ qui représente le nombre de molécules éliminées en vingt-quatre heures par l'unité de poids du sujet. Ils appellent cette valeur la diurèse moléculaire totale.

Les molécules solides de l'urine ne proviennent pas toutes de la désassimilation des tissus.

Le chlorure de sodium ne subit dans l'organisme que des dissociations transitoires (Bouchard) ; absorbé avec les aliments, il sort comme il est entré, sans avoir été dans l'économie l'objet d'une élaboration spéciale. Mais si l'on fait abstraction de ce corps, toutes les substances introduites par l'alimentation dans l'organisme sont plus ou moins transformées par l'activité cellulaire, et les molécules de l'urine autres que celles de chlorure de sodium représentent les produits du travail cellulaire, ce sont les molécules élaborées.

La rétention dans l'organisme de ces produits de désassimilation cause les accidents d'auto-intoxication, car ce sont de véritables poisons. Ils caractérisent l'activité de la nutrition, et l'étude de leur élimination est du plus haut intérêt.

L'abaissement du point de congélation Δ est la somme des abaissements dus aux molécules de chlorure de sodium et aux molécules élaborées. Pour avoir l'abaissement δ dû à ces dernières molécules, il faut retrancher de Δ l'abaissement produit par le chlorure de sodium. Une fois δ connu, on obtiendra, en remplaçant Δ par δ dans la formule $\dfrac{\Delta V}{P}$, la diurèse des molécules élaborées, c'est-à-dire le nombre de molécules élaborées excrétées par vingt-quatre heures et par kilogramme de poids du corps.

Il faut donc doser le chlorure de sodium dans l'urine. Nous savons, grâce à Raoult, que 1 gramme de chlorure de sodium dissout dans 100 grammes d'eau distillée abaisse le point de congélation de $0°,585$ environ. S'il y a p pour 100 de chlorures l'abaissement sera, en vertu de la loi de Blagden : $p \times 0{,}585$. Il sera facile alors de calculer δ qui sera donné par la formule :

$$\delta = \Delta - p \times 0{,}585.$$

La cryoscopie nous fournit donc des renseignements précieux sur la dépuration urinaire, indépendamment de toute théorie physiologique.

Claude et Balthazard sont allés plus loin. Appliquant les lois de la cryoscopie à la théorie de Koranyi sur la sécrétion urinaire, ils ont inventé une méthode extrêmement ingénieuse pour l'exploration des fonctions rénales.

Il y a deux théories classiques de la sécrétion rénale, celles de Ludwig et Heidenhain. Ludwig considère le rein comme un simple filtre ; pour Heidenhain le rein fonctionne comme une véritable glande. Ces deux théories ont le tort d'être trop exclusives, chacune contient une part de la vérité ; le mérite de Koranyi a été de les concilier et d'en exposer une nouvelle qui emprunte aux deux autres ce qui en elles est le mieux démontré.

Koranyi admet que l'eau et le chlorure de sodium filtrent au niveau des glomérules.

Dans les tubes urinifères une partie de l'eau est résorbée, et c'est à ce moment que les substances non chlorurées de l'urine sont excrétées. Il y a échange entre le sang et la solution de chlorure de sodium. Du chlorure de sodium retourne dans le sang, tandis qu'un nombre égal de molécules élaborées vient dans le liquide des canalicules. Il y a ainsi échange moléculaire à travers l'épithélium de Heidenhain. Remarquons que si la nature des molécules dissoutes change, le nombre n'en varie pas.

Il en résulte que Δ représente le nombre des molécules filtrées au niveau des glomérules et que la diurèse moléculaire totale mesure directement la fonction de ce glomérule.

La fonction du glomérule étant connue, il reste à voir comment se comporte l'épithélium rénal. Ce n'est pas, comme on pourrait le croire au premier abord, la diurèse des molécules élaborées envisagée d'une façon absolue qui donne ce renseignement. Perméabilité rénale et dépuration urinaire ne sont pas synonymes. Pour avoir une notion exacte du travail de l'épithélium, il faut évidemment comparer le liquide filtré au niveau du glomérule au liquide à sa sortie du tube urinifère. D'après ce que nous savons, c'est comparer la diurèse moléculaire totale à la diurèse des molécules élaborées; cette comparaison, ce rapport sera donné par la formule $\dfrac{\Delta}{\delta}$. Si les échanges sont faibles, δ sera naturellement peu élevé, le rapport $\dfrac{\Delta}{\delta}$ augmentera, et inversement.

Telle est brièvement exposée la méthode de Claude et Balthazard, qui repose sur la théorie de Koranyi. « Elle fouille profondément la fonction excrétrice du rein et permet d'analyser la fonction glomérulaire et la fonction épithéliale » (Léon Bernard, La cryoscopie et ses applications cliniques. *Revue de Médecine*, février 1902).

CHAPITRE II

CONDITIONS EXPÉRIMENTALES

Nous avons appliqué la méthode cryoscopique à l'étude des urines de dix sujets syphilitiques. Tous nos malades sont des hommes pris dans le service de M. Gailleton (hospice dè l'Antiquaille). Nous avons choisi ceux qui nous paraissaient indemnes de tout passé pathologique. Les malades étaient tous soumis au même régime alimentaire, leurs conditions d'existence étaient les mêmes de par le fait de leur séjour à l'hôpital, aussi nous croyons avoir des résultats comparables. Nos recherches ont porté sur l'urine des vingt-quatre heures dont nous avons noté la quantité après avoir recommandé aux malades de recueillir soigneusement toute l'urine émise. Chez presque tous on observe une diurèse exagérée. Cela tient d'abord et surtout au régime suivi par les malades. Le déjeuner et le dîner se composent de deux plats, viande et légumes, et d'une soupe. Au petit déjeuner du matin les malades mangent de la soupe ou du potage. Il faut ajouter à ce régime aqueux (soupe trois fois par jour), une quantité de boisson assez grande. Tous les malades reçoivent 1 litre de lait et, en plus, un demi-litre de vin ou de tisane suivant les cas.

Faisons remarquer en outre :

1° Que les sujets ne faisaient pour ainsi dire aucun
   exercice ;

2° Que nous avons fait la plupart de nos expériences
   pendant la saison froide (mois de novembre),
double raison pour que la sudation soit chez nos malades
réduite au minimum.

Nous avons noté l'âge et le poids de chaque sujet, les
urines ont été recueillies dans des cantines fermées
hermétiquement pour empêcher toute évaporation.
Avant de prendre l'échantillon à analyser, nous avons
agité la masse de façon à la rendre homogène. Les analyses cryoscopiques ont toujours été effectuées le jour
même de la captation. Pour chaque urine nous avons
déterminé le valeur Δ, et nous avons fait le dosage des
chlorures. Au moyen de ces données nous avons calculé
la diurèse moléculaire totale et la diurèse des molécules
élaborées. Enfin nous avons demandé encore à la cryoscopie l'appréciation de la perméabilité rénale par la
méthode de Claude et Balthazard.

MANUEL OPÉRATOIRE

1° Détermination du point de congélation. —
« Pour déterminer le point de congélation d'un liquide
on le refroidit lentement : sa température s'abaisse
au-dessous du point de solidification. Le liquide est en
surfusion. Quand la surfusion est convenable, on pro-
voque la congélation en projetant dans la masse un
morceau de glace.

La température du liquide agité s'élève rapidement,

puis de plus en plus lentement, devient stationnaire,
puis redescend. C'est le point culminant de l'ascension
qui représente la température de congélation du
liquide[1] ».

Nous avons employé comme source réfrigérante un
mélange de glace et de sel marin. Pour que la température de la masse réfrigérante ne soit pas trop basse,
ce qui pourrait être une source d'erreur, nous avons
mélangé la glace et le sel marin en proportions conve-
nables (Chanoz).

Le thermomètre cryoscopique qui a servi à nos
expériences est gradué en cinquantièmes de degré. Le
réservoir est entouré d'un panier en toile de platine
muni de deux ailettes, de façon à pouvoir opérer un
brassage énergique de l'urine à cryoscoper et à la
rendre aussi homogène que possible. Nous avons
vérifié le o du thermomètre et fait les corrections
nécessaires.

2° **Dosage des chlorures.** — Nous avons employé la méthode de M. Causse qui consiste à doser
les chlorures par le nitrate d'argent On prend 20 centimètres cubes d'urine qu'on acidule par quelques gouttes
d'acide sulfurique. On ajoute du permanganate de potassium en solution saturée pour détruire la matière
organique. Le lendemain on chauffe le liquide dans un
ballon ; si toute la matière organique est détruite, le
liquide doit rester coloré. On filtre et on chauffe de
nouveau en ajoutant quelques fragments d'acide
oxalique pour décolorer. Pour neutraliser la liqueur,

---

[1] Dr Barailhé, thèse de Lyon, 1901.

on y ajoute du carbonate de chaux en excès, puis quelques gouttes de chromate neutre de potassium, réactif indicateur. On titre alors les chlorures au moyen d'une solution décinormale de nitrate d'argent. On fait couler cette solution décinormale d'une burette de Mohr dans le verre à expériences jusqu'à ce que le dépôt prenne une coloration rougeâtre. La richesse pour 100, en grammes, de chlorure de sodium est donnée par l'expression.

$$p = \frac{V cc^3 \text{ employés} \times 0{,}0585}{2}$$

CHAPITRE III

LA CRYOSCOPIE DES URINES DES SYPHILITIQUES

I. *LES URINES DANS LA SYPHILIS*

Avant d'exposer nos observations, examinons rapidement les conclusions auxquelles sont arrivés les auteurs qui ont étudié l'excrétion urinaire chez les syphilitiques. Les résultats obtenus sont d'ailleurs assez discordants. Nous empruntons ces quelques mots d'historique à l'article publié par MM. Gaucher et Crouzon sur les troubles de la nutrition dans la syphilis (*Journal de physiologie et de pathogénie générale*, janvier 1902.)

Pour M. Jean Soual (thèse de Toulouse, 1902), l'urine des syphilitiques étudiée au point de vue chimique *est normale*, sauf en ce qui concerne le rapport des chlorures à l'urée, rapport qui est toujours augmenté.

M. Gastou (*Société de dermatologie et de syphiligraphie*, mars 1901) a obtenu les résultats suivants : « Dans la syphilis, à la période secondaire et lorsqu'il existe des lésions viscérales tertiaires, tous les éléments sont augmentés, alors que les manifestations nerveuses entraînent une diminution de tous les éléments et une augmentation des phosphates. »

M. Jean Ferras (*Recherches sur la nutrition des syphilitiques par l'anaylse chimique des urines*, thèse de Paris, 1901), arrive aux conclusions suivantes : D'une façon générale tous les échanges sont augmentés pendant la période secondaire ; ils sont au contraire, en général, abaissés dans la période tertiaire.

II. *OBSERVATIONS*

Nous n'avons qu'une observation de syphilis primaire. Le chancre syphilitique est une lésion si minime que les malades ne viennent pas à l'hôpital quand l'accident primitif existe seul. Ils ne consultent pas, ou bien s'adressent aux pharmaciens, qui font rarement le diagnostic, mais qui traitent toujours. L'apparition des accidents secondaires les oblige alors à consulter un médecin.

Nous avons six observations de syphilis secondaire ; ce sont, pour la plupart, des syphilis à manifestations assez intenses.

« La période secondaire est, d'ailleurs, la plus intéressante à étudier au point de vue des troubles de la nutrition générale, car c'est évidemment pendant cette période que les phénomènes de toxi-infection doivent agir le plus sur les échanges nutritifs » (Gaucher et Crouzon).

Les trois autres observations ont trait à des malades atteints de syphilis tertiaire.

Pour chaque observation, nous avons relaté en regard du jour de la captation des urines :

1º Le volume des urines ;

2º La valeur Δ ;

3º La diurèse moléculaire totale ;

4º La diurèse moléculaire élaborée ;

5º La quantité de chlorure de sodium contenue dans 100 grammes d'urine ;

6º La quantité de chlorure de sodium excrétée dans l'urine des vingt-quatre heures ;

7º Le rapport $\dfrac{\Delta}{\delta}$.

Enfin, nous avons établi la moyenne de ces différentes valeurs, de façon à pouvoir comparer les résultats :

$\dfrac{\Delta}{\delta}$ nous donne la mesure de la perméabilité rénale.

$\dfrac{\Delta}{\delta}$ varie chez les sujets normaux dans le même sens que $\dfrac{\Delta V}{P}$. En effet, chez les individus sains, la filtration glomérulaire que mesure $\dfrac{\Delta V}{P}$ est en raison directe de la vitesse de la circulation rénale; il en est de même de la vitesse de circulation dans les canalicules du rein ; or, plus cette vitesse est grande, moins il y a d'échanges moléculaires à ce niveau.

MM. Claude et Balthazard ont déterminé pour chaque valeur de $\dfrac{\Delta V}{P}$ une valeur de $\dfrac{\Delta}{\delta}$ qui ne doit pas être dépassée chez les individus normaux. Quand ce chiffre est dépassé, il y a insuffisance rénale. Nous aurons souvent l'occasion, au cours de nos observations, d'utiliser ces données.

La diurèse moléculaire totale et la diurèse des molécules élaborées subissent de grandes variations, suivant
diverses circonstances, chez les sujets normaux (thèse
de Barailhé, 1901). Nous admettrons avec MM. Claude
et Balthazard que la diurèse moléculaire totale oscille
entre 3000 et 4000, et que la diurèse des molécules élaborées oscille entre 2000 et 2500.

OBSERVATION I

Accident primitif.

Louis F..., vingt ans, fondeur. Chancre à la lèvre supérieure, dont le début remonte à trois semaines. Adénite sous-
maxillaire. Pas encore d'accidents secondaires. P. =
80 kilogrammes.

Dates	Volume V	$-\Delta$	$\dfrac{\Delta V}{P}$	$\dfrac{\delta V}{P}$	Chlorures en 24 heures	$\dfrac{\Delta}{\delta}$
12 juin	2400	— 1,11	3330	2345	15.36	1,55
13 —	1500	— 1,44	2700	1818	12,15	1,48

Nous n'avons pu faire que deux déterminations, le malade
ayant quitté brusquement l'hôpital.

La diurèse moléculaire, totale et élaborée, est un peu
inférieure à la normale dans la deuxième analyse, mais
l'écart est insignifiant. Pas d'insuffisance rénale.

Observation II

Début de la période secondaire.

Léon T..., apprêteur, dix-sept ans. P. $= 64$ kilogrammes. Le malade présente un chancre de la lèvre inférieure à peu près guéri, dont le début remonte à un mois. Adénite sous-maxillaire. Roséole du tronc et des membres ayant apparu il y a six jours. Plaques muqueuses du gosier rendant la déglutition douloureuse.

Dates	Volume	$-\Delta$	$\dfrac{\Delta V}{P}$	$\dfrac{\delta V}{P}$	chlorures		$\dfrac{\Delta}{\delta}$
					p. 100	total	
5 juin	3600	— 1	5625	2475	0,96	34,56	2,27
11 juin	2400	— 1,50	5625	3675	0,90	23,04	1,57
12 —	2300	— 1,20	4468	2048	1,08	24,84	2,10
13 —	2300	— 0,99	3557	1076	0,87	20,01	2,02
14 —	2800	— 0,98	4289	2230	0,81	22,68	1,92
Moyenne	2680		4712	2300		25,02	1,97
							au lieu de
							1.84

Deux faits sont à remarquer :

1° L'élévation de la diurèse moléculaire totale, dont le chiffre moyen est 4712;

2° L'élévation du rapport $\dfrac{\Delta}{\delta}$ qui sort quatre fois des limites indiquées par Claude et Balthazard, et dont le chiffre moyen attteint 1,97 (au lieu de 1,84). Il y a donc une légère insuffisance rénale; or, le taux des chlorures, très augmenté aussi (25 grammes), explique ces deux particularités. La quantité de chlorure de sodium éliminée en vingt-quatre heures oscille normalement entre 10 et 15 grammes.

On conçoit que la grande quantité de chlorure de sodium

déversée au niveau du glomérule rénal est la cause d'un échange moléculaire insuffisant et réalise les conditions qui se rencontrent en cas d'altérations rénales. Nous avons donc affaire à une insuffisance rénale artificielle, ou fausse insuffisance.

La diurèse des molécules élaborées est normale.

OBSERVATION III

Syphilis secondaire intense.

Claude S…, manœuvre, cinquante-deux ans. P. = 67 kilogrammes. Chancre il y a trois mois. Présente actuellement une éruption de papules disséminées sur tout le corps, mais surtout abondantes sur les membres inférieurs. Iritis de l'œil droit, datant de trois semaines.

Dates	Volume V	$-\Delta$	$\dfrac{\Delta V}{P}$	$\dfrac{\delta V}{P}$	chlorures		$\dfrac{\Delta}{\delta}$
					p. 100	total	
5 juin	1750	— 1,40	3657	2167	0,99	16.83	1,68
12 —	2000	— 1,16	3444	1910	0,90	18.00	1,81
13 —	2300	— 1,06	3639	2265	0,70	16.10	1,60
14 —	2500	— 0,98	3657	2014	0,76	19,00	1,81
Moyenne	2137		3628	2089		17,48	1,72

au lieu de
1,62

Diurèses moléculaires, totale et élaborée, normales. Légère insuffisance rénale artificielle due à une élévation du taux des chlorures.

OBSERVATION IV

Syphilis secondaire.

Etienne F…, dix-huit ans, apprêteur. P. = 54 kilogram-

mes. A eu, il y a six mois, un chancre du sillon balano-
préputial, présente actuellement des plaques muqueuses
buccales. Frictions mercurielles.

Dates	Volume V	— Δ	$\dfrac{\Delta\,V}{P}$	$\dfrac{\delta\,V}{P}$	chlorures		$\dfrac{\Delta}{\delta}$
					p. 100	total	
11 nov.	1100	— 1,72	3503	2500	0,84	9,24	1,39
13 —	2300	— 1,05	4472	2257	0,90	20,70	1,98
14 —	2400	— 0,85	3733	1866	0,73	17,28	2
15 —	1100	— 1,30	2648	1731	0,78	8,58	1,53
Moyenne	1725		3589	2088		13,95	1,72
							au lieu de
							1,62

Diurèses moléculaires, totale et élaborée, normales. Il y
a une légère insuffisance rénale, malgré une quantité normale
de chlorures. Mais l'écart est minime et on ne peut conclure
à une insuffisance rénale véritable.

OBSERVATION V

Syphilis secondaire intense.

Antoine V..., vingt et un ans, cultivateur. P. = 54 kilogrammes.

Le malade présente un chancre gangreneux de l'amygdale
droite ayant débuté au mois de mai. Adénite indolente.

Syphilides pustulo-crustacées très abondantes sur le dos
et les membres. *Alimentation riche en chlorures.* Frictions
mercurielles.

Le malade a présenté au moment de l'accidént primitif
un amaigrissement rapide. Poids, le 13 mai, 58 kilogrammes;
le 18 juin, 47.300. Actuellement, il augmente de poids.

Dates	Volume	— Δ	$\dfrac{\Delta V}{P}$	$\dfrac{\delta V}{P}$	chlorures		$\dfrac{\Delta}{\delta}$
					p. 100	total	
11 nov.	1950	— 1,28	4622	1912	1,40	24,70	2,40
13 —	1800	— 1,40	3944	2166	1,31	23,58	2,15
14 —	2200	— 1,38	5622	2556	1,40	28,60	2,19
15 —	2700	— 1,04	5570	1700	1,22	32,94	3,05
18 —	1300	— 1,60	3851	2238	1,17	15,21	1,73
Moyennes 1990			4729	2114		25	2,30

au lieu de 1,84

La diurèse des molécules élaborées est normale.

Le taux des chlorures très élevé (alimentation) explique :

1° L'élévation de la diurèse moléculaire totale;

2° L'insuffisance rénale qui est ici très accusée.

OBSERVATION VI

Syphilis secondaire maligne.

Antoine M..., dix-huit ans, boulanger. P. = 61 kilogrammes.

L'accident primitif remonte à dix-huit mois. Iritis guéri.

Les manifestations actuelles portent sur l'appareil auditif; surdité presque complète, bourdonnements d'oreille, vertiges et titubation. Injections de calomel.

Dates	Volume	— Δ	$\dfrac{\Delta V}{P}$	$\dfrac{\delta V}{P}$	chlorures		$\dfrac{\Delta}{\delta}$
					p. 100	total	
14 nov.	2700	— 0,94	4160	2216	0,76	20,52	1,80
15 —	2200	— 1,02	3678	2236	0,70	15,40	1,64
18 —	2100	— 1,13	3890	2514	0,70	14,70	1,54
19 —	1400	— 1,60	3672	1813	1,22	19,60	2,03
20 —	1800	— 1,10	3245	1622	0,96	17,28	2,00
Moyennes 2040			3729	2080		17,50	1,80

au lieu de 1,64

Diurèses moléculaires, totale et élaborée, normales.

Légère insuffisance rénale (fausse insuffisance) en rapport avec le taux légèrement élevé des chlorures.

OBSERVATION VII

Syphilis secondaire intense.

Claude T..., quarante-trois ans, employé. P. = 60 kilogrammes.

Alcoolique avéré.

Accident primitif il y a trois mois. Syphilides ulcéreuses extrêmement abondantes sur la face ; elles sont moins nombreuses sur les membres, il y en a quelques-unes sur le tronc. Plaques muqueuses de la gorge et du larynx. Frictions mercurielles.

Dates	Volume	$-\Delta$	$\dfrac{\Delta V}{P}$	$\dfrac{\delta V}{P}$	chlorures		$\dfrac{\Delta}{\delta}$
					p. 100	total	
20 nov.	2400	— 0,70	2800	1400	0,61	12,81	2
21 —	2300	— 0,73	2798	1341	0,67	15,41	2,08
22 —	2700	— 0,92	3140	2250	0,73	19,71	1,84
27 —	2200	— 0,68	2493	1283	0,58	12,76	1,97
28 —	2300	— 0,83	3181	2031	0,52	11,96	1,56
Moyennes	1380		2882	1661		14,53	1,89
							au lieu de 1,48

Cette observation est particulièrement intéressante.

Les diurèses moléculaires, totale et élaborée, sont inférieures à la normale. La diurèse des molécules élaborées notamment est très basse.

Il y a une insuffisance rénale nette, avec une quantité normale de chlorures. C'est de l'insuffisance rénale véritable. Dans la semaine où nous avons recueilli ses urines, le malade présentait de la pollakiurie nocturne. Il était obligé de se lever cinq ou six fois la nuit pour uriner. Cette pollakiurie, qui a été passagère, indiquait qu'il se passait à ce moment des phénomènes anormaux du côté du rein. La méthode de Claude et Balthazard nous apprend que le fonctionnnement de l'organe est en effet troublé.

Il est curieux de rapprocher ces deux phénomènes.

Le malade ayant fait des excès alcooliques très marqués a le droit d'avoir un rein plus ou moins lésé, ou tout au moins offrant un *locus minoris resistentiæ* que l'élimination du virus syphilitique? peut transformer en un organe pathologique. Quoi qu'il en soit de ces explications, il serait intéressant de continuer à observer le malade au point de vue du fonctionnement ultérieur de ses reins.

L'examen des urines n'a jamais décelé d'albumine, il n'y a actuellement aucun symptôme de néphrite. Le seul phénomène pathologique qu'a présenté le malade (pollakiurie) a disparu actuellement.

OBSERVATION VIII

Syphilis tertiaire. Syphilomes de la langue ulcérés.

Joseph E..., vingt-huit ans, brasseur. Poids : 60 kilogrammes.

Accident primitif il y a cinq ans. Les accidents secondaires ont éclaté peu de temps après, et ont été traités par le mercure.

Actuellement le malade présente sur le bord gauche de la langue plusieurs ulcérations assez étendues, presque confluentes. Il a en outre quelques petites ulcérations au niveau des gencives. L'haleine est très fétide.

Mauvais état général : anorexie, amaigrissement.

Traitement actuel : injections de calomel.

Dates	Volume	$- \Delta$	$\dfrac{\Delta V}{P}$	$\dfrac{\delta V}{P}$	chlorures		$\dfrac{\Delta}{\delta}$
					p. 100	total	
23 mai	3500	— 1.22	7116	4316	0,84	29,40	1,64
29 —	4100	— 0,90	6150	2938	0,81	33,21	2,32
2 juin	3100	— 1,05	5425	3100	0,78	24,18	1,75
3 —	3200	— 1,03	5600	3309	0,70	22,40	1,69
4 —	3100	— 1,14	5890	3616	0,76	23,56	1,62
5 —	2300	— 1,19	4651	2568	0,90	20,70	1,77
6 —	3400	— 0 84	4760	2776	0,61	20,74	1,73
Moyennes	3242		5656	3231		24,88	1,78

Le malade élimine une assez grande quantité de chlorures : près de 25 grammes par jour. Cela explique en partie le chiffre élevé de la diurèse moléculaire totale. La diurèse des molécules élaborées est très élevée aussi, indiquant une désassimilation assez grande : le malade est en effet dans une phase d'amaigrissement.

Le rapport $\dfrac{\Delta}{\delta}$ exprimé par le chiffre moyen 1,78 est relativement faible, malgré la quantité de chlorures ; la limite fixée étant 2,03. On peut en conclure que le rein fonctionne très activement et qu'il n'y a pas d'imperméabilité rénale.

OBSERVATION IX

Syphilis tertiaire maligne. Phagédénisme.

Jean C.... soixante ans. Poids : 67 kilogrammes, cultivateur.

Le malade, inintelligent, ne peut préciser exactement la date d'apparition du chancre.

Phagédénisme du gland à marche très rapide.

Depuis l'entrée du malade à l'hôpital (deux mois), le gland a été détruit presque en entier. Ce n'est pas un phagédénisme primitif ; le chancre a guéri complètement, d'ailleurs son siège était sur le fourreau et non au niveau du gland.

Pas de maladies antérieures. Le malade a fait de nombreux excès alcooliques. Il accusait au moment de notre examen des douleurs de tête assez intenses. Pas d'amaigrissement.

Dates	Volume	$-\Delta$	$\dfrac{\Delta V}{P}$	$\dfrac{\delta V}{P}$	chlorures		$\dfrac{\Delta}{\delta}$
					p. 100	total	
11 nov.	2300	— 0,94	3226	1544	0,84	19,32	2,08
12 —	2200	— 0.96	3152	1707	0,87	16,94	1,84
13 —	2400	— 0,80	2865	1182	0,81	19,44	2,90
14 —	1300	— 1,02	1979	1222	0,67	8,71	1,61
15 —	1900	— 1,18	3346	2041	0,81	15,39	1,63
Moyennes	2050		2913	1539		15,96	2,07

au lieu de
1,48

La diurèse moléculaire totale est faible, eu égard à la quantité de chlorures.

La diurèse des molécules élaborées est très basse, il y a une insuffisance rénale très nette, et une insuffisance vraie.

Il était intéressant de rechercher chez ce malade les signes de la néphrite chronique. Pas d'albumine dans les urines, un peu de pollakiurie nocturne : deux ou trois mictions en moyenne. Le malade accuse souvent des crampes dans les mollets, il est très sensible à l'action du froid. Quelquefois il lui arrive de ne pas voir très distinctement les objets, d'avoir selon son expression « un brouillard devant les yeux ». Il présente en un mot, quelques-uns des petits signes du brightisme. Nous avons vu qu'il se plaignait de maux de tête.

A ce sujet, nous ferons remarquer que la céphalée a varié parallèlement à la diurèse des molécules élaborées, c'est-à-dire à la dépuration urinaire, et en sens inverse.

La céphalée a été le plus intense le 13 novembre, jour où la diurèse des molécules élaborées a atteint son chiffre le plus bas.

Le surlendemain, ce symptôme avait disparu : la diurèse des molécules élaborées était redevenue normale. La céphalalgie peut donc s'expliquer par la rétention des produits de déchet.

Quelques jours après, ce symptôme apparaissait de nouveau ; le malade présentait, en outre, des tremblements assez marqués au niveau des membres.

Nous avons fait deux nouvelles analyses qui ont donné les résultats suivants :

Dates	Volume	$- \Delta$	$\dfrac{\Delta V}{P}$	$\dfrac{\delta Vh}{P}$	clorures		$\dfrac{\Delta}{\delta}$
					p. 100	total	
21 nov.	1500	— 1,28	2865	1880	0,76	11,40	1,53
22 —	1750	— 1,02	2664	1384	0,84	14,28	1,92
Moyennes	1625		2764	1632		12,84	1,72
							au lieu de
							1,45

Les résultats se superposent à ceux exposés plus haut. Insuffisance rénale, pauvreté des diurèses, surtout marquée par la diurèse des molécules élaborées.

Ici encore, il semble que la pathogénie des symptômes céphalée et tremblement relève de l'auto-intoxication.

OBSERVATION X

Syphilis tertiaire intense à forme ulcéreuse.

C. J. L..., trente-trois ans, revendeur. P. $= 48$ kilogrammes.

Accident primitif, il y a deux ans : le chancre a été phagédénique et a détruit presque tout le prépuce.

Actuellement, syphilides ulcéreuses au niveau des membres, quelques syphilides pustulo-crustacées. La sous-cloison et la partie inférieure de l'aile droite du nez ont été détruits.

Antécédents personnels. — Pas de maladies antérieures, alcoolisme.

Dates	Volume	$-\Delta$	$\dfrac{\Delta V}{P}$	$\dfrac{\delta V}{P}$	chlorures		$\dfrac{\Delta}{\delta}$
					p. 100	total	
25 nov.	1600	— 1	3333	1912	0,73	11,68	1,72
26 —	1500	— 1,20	3750	2393	0,81	12,15	1,64
27 —	1500	— 0,94	3065	1837	0,67	10,05	1,70
28 —	1650	— 1,04	3575	1650	0.96	14,36	2,16
Moyennes	1562		3430	1948		12,06	1,76

La diurèse moléculaire totale est normale; la diurèse des molécules élaborées peut aussi être considérée comme normale : 1948 au lieu de 2000. Il y a une légère insuffisance rénale, bien que le taux des chlorures ne soit pas élevé. Cependant, comme le nombre exprimant le rapport $\dfrac{\Delta}{\delta}$ est voisin de la limite assignée, 1,76 au lieu de 1,58, nous n'osons affirmer qu'il y a imperméabilité rénale. Il faudrait, pour cela, que la valeur $\dfrac{\Delta}{\delta}$ soit de beaucoup supérieure à ce qu'elle devrait être, d'après le tableau de Claude et Balthazard, si le rein avait gardé toute sa perméabilité (Chanoz et Lesieur, *Journal de physiologie et de pathologie générale*, septembre 1902).

CHAPITRE IV

ANALYSE DES RÉSULTATS

Pour nos déterminations cryoscopiques nous avons été obligé de noter le volume des urines émises en vingt-quatre heures et la quantité de chlorures éliminés dans le même temps. Le volume des urines est, d'une façon générale, supérieur au chiffre physiologique qui oscille entre 1200 et 1500 centimètres cubes. Nous nous sommes déjà expliqué sur ce point. De même, le taux des chlorures est souvent augmenté : nous n'en concluons pas que cette élimination exagérée résulte d'un trouble de la nutrition causé par la syphilis. Pour être autorisé à formuler pareille conclusion, il aurait fallu déterminer soigneusement la quantité de chlorures ingérés avec les aliments. Mais si nous n'attribuons pas de valeur à cette élévation du taux des chlorures, en ce qui concerne la nutrition des syphilitiques, nous utiliserons cette donnée dans l'appréciation de la méthode de Claude et Balthazard.

Nous aurons à envisager dans les résultats obtenus :

1° La diurèse moléculaire totale ;

2° La diurèse des molécules élaborées qui mesure la dépuration urinaire ;

3° Le quotient de ces deux valeurs. exprimé par le

rapport $\dfrac{\Delta}{\delta}$ qui mesure le taux des échanges moléculaires au niveau de l'épithelium rénal, et qui nous renseigne par conséquent sur le fonctionnement de cet épithé-lium.

Dans la seule observation de syphilis primaire que nous possédons, les différentes valeurs déterminées par la cryoscopie ne s'écartent pas de celles obtenues chez les sujets normaux. On pouvait, *a priori*, s'attendre à pareil résultat : quand l'accident primitif existe seul, les modifications imprimées à la nutrition générale ne doivent pas être bien profondes. Une seule observation ne permet pas, il est vrai, d'énoncer une règle géné-rale ; cependant il est permis dé penser qu'il doit en être ainsi pour tous les syphilitiques à cette période.

A la période suivante, au contraire, les lésions ne restent pas localisées, tout l'organisme semble impré-gné par le virus.

Nous avons six observations : éliminons de suite la dernière, car la cryoscopie nous apprend que le fonc-tionnement du rein est troublé chez ce malade, et les renseignements donnés par l'analyse des urines sur la nutrition générale ne peuvent être valables, on le con-çoit aisément, que si le rein est normal.

Voici les résultats que nous avons obtenus :

La diurèse des molécules élaborées a toujours été normale, c'est-à-dire oscillant entre 2000 et 2500. Les nombres obtenus sont même très voisins : 2080, 2088, 2089, 2114 et 2300. La dépuration urinaire ne subit donc pas de modification chez ces malades, que la syphilis soit intense ou à manifestations bénignes.

La diurèse moléculaire totale a été deux fois supérieure à 4000, mais cette élevation n'a aucune valeur : elle s'explique par le taux élevé des chlorures éliminés.

Le rapport $\dfrac{\Delta}{\delta}$ est sorti toutes les fois des limites indiquées par Claude et Balthazard : 4 fois la limite a été dépassée de peu, 1 fois l'insuffisance rénale a été notable (2,30 au lieu de 1,84). Dans ce dernier cas le sujet éliminait par jour une quantité moyenne de chlorures supérieure à 25 grammes.

Il est à peine besoin de faire remarquer que toutes ces insuffisances rénales sont de fausses insuffisances.

En effet, le taux des chlorures a toujours été très élevé chez nos malades. Il a dépassé 2 fois 25 grammes, 2 fois 17 grammes ; une fois seulement il a été de 13,95 chiffre ne sortant pas des limites normales, il est vrai, mais relativement élevé (la quantité physiologique oscillant entre 10 et 15 grammes).

De ces faits, nous tirons la conclusion suivante : quand on voudra, chez un sujet, chercher l'insuffisance rénale par la méthode de Claude et Balthazard, il faudra soumettre ce malade à une alimentation pauvre en chlorures (régime lacté par exemple) sous peine de voir apparaître une fausse insuffisance. Ce sont les conclusions auxquelles sont arrivés MM. Chanoz et Lesieur dans leur mémoire sur la cryoscopie des urines ; nos observations nous conduisent aux mêmes résultats.

Nous arrivons à la période tertiaire, voici les résultats obtenus. Nous avons observé trois malades ; pour l'étude de la nutrition générale nous éliminons les résultats obtenus chez le deuxième malade dont le rein nous paraît altéré, au point de vue fonctionnel tout au moins.

Dans l'observation VIII les diurèses et le taux des chlorures sont notablement élevés ; la désassimilation est rapide. Au point de vue clinique, on observe d'une façon concomitante un amaigrissement assez rapide se traduisant par la perte de poids du malade. C'est la première fois que nous avons, chez un malade dont le fonctionnement rénal est normal, des résultats différents de ceux obtenus chez les sujets sains

Dans l'observation X, les différentes déterminations cryoscopiques sont normales, la dépuration urinaire atteint même la limite minima.

Nous avons laissé de côté deux observations, les malades qui en faisaient l'objet présentant le schéma de l'insuffisance rénale. Si ces deux observations n'ont pas de valeur pour l'étude de la nutrition dans la syphilis, elles nous fournissent néanmoins des renseignements précieux sur l'état de la fonction rénale.

TABLEAU SYNOPTIQUE

Moyennes des résultats.

Observ.	Volumes des urines de 24 heures	Diurèse molécul. totale	Diurèse des moléc. élaborées	Chlorures de 24 heures	$\frac{\Delta}{\delta}$
I	1950	3015	2081	13,75	1,51
II	2680	4712	2300	25,02	1,97
III	2137	3628	2089	17.48	1,72
IV	1725	3589	2088	13,95	1,72
V	1990	4729	2114	25	2,30
VI	2040	3729	2080	17,50	1,80
VII	2380	2882	1661	14,53	1,89
VIII	3242	5656	3231	24,88	1,78
IX	2050	2913	1539	15,96	2,01
X	1562	3430	1948	12,06	1,76

CONCLUSIONS

Nous avons exposé nos recherches portant sur dix sujets syphilitiques et comptant quarante-huit analyses cryoscopiques d'urine. Les résultats obtenus sont résumés dans un tableau synoptique.

Dans ces divers cas de syphilis, les valeurs déterminées par la cryoscopie ne sont pas sensiblement différentes de celles qu'on obtient chez les sujets sains.

Presque tous les malades ont présenté une légère insuffisance rénale. Cette insuffisance était due à l'élimination un peu exagérée des chlorures : elle a varié parallèlement à cette élimination et dans le même sens. Dans l'appréciation de la perméabilité rénale par la méthode de Claude et Balthazard, il est donc nécessaire de soumettre les sujets en observation à une alimentation pauvre en chlorures.

Nous avons trouvé, par l'application de cette méthode, le schéma de la véritable insuffisance rénale chez deu x malades qui avaient fait antérieurement de nombreux excès alcooliques.

BIBLIOGRAPHIE

Balthazard, Les applications médicales de la cryoscopie (Gazette des Hôpitaux, 1901).

Barailhé, Contribution à l'étude cryoscopique des urines (Th. Lyon, 1901).

Bernard, La cryoscopie et ses applications cliniques (Revue de Médecine, 10 février 1902).

Bouchard Journal de Physiol. et Path. gén., mai 1899.

Bousquet, Recherches cryoscopiques (Th. Paris, 1899).

Chanoz, Considération sur la pression osmotique et quelques propriétés des dissolutions (Th. Lyon, 1899).

Chanoz et Ch. Lesieur, Contribution à l'étude cryoscopique des urines des sujets normaux (Journal de Phys. et de Path. générale, 15 septembre 1902).

Claude et Balthazard, Cryoscopie des urines. Paris, Baillière, 1901.

Gaucher et Crouzon, Des troubles de la nutrition dans la syphilis (Journal de Phys. et Path. générale, I, IV, n° 1, 15 janvier 1902).

Raoult, Sur les progrès de la cryoscopie ou étude du point de congélation des dissolutions. Grenoble, 1899.

Souques et Balthazard, La cryoscopie des urines de la polyurie nerveuse (Communication au XIIIᵉ Cong. de Méd., Paris, sect. de Neurologie, Paris, 1900).

Lyon. — Imp. A. REY, 4, rue Gentil. — 32011